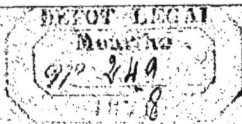

ÉTUDE ANATOMIQUE

D'UN

MONSTRE ANENCÉPHALE

(PSEUDENCÉPHALIEN DE G. SAINT-HILAIRE)

AVEC DIVISION COMPLÈTE DE LA COLONNE VERTÉBRALE,
ABSENCE DE LA MOELLE ÉPINIÈRE, EXSTROPHIE DE L'ESTOMAC,
EXSTROPHIE DE LA VESSIE, UTÉRUS ET VAGIN BIFIDES,
AORTE DOUBLE, ANOMALIES MULTIPLES,

Par M. MOREL

PROFESSEUR A LA FACULTÉ DE MÉDECINE DE NANCY

RÉDIGÉE

Par M. F. GROSS

AGRÉGÉ A LA FACULTÉ DE MÉDECINE, ANCIEN SECRÉTAIRE DE LA SOCIÉTÉ DES SCIENCES DE NANCY

———⋘⋙———

NANCY

IMPRIMERIE BERGER-LEVRAULT ET Cie

11, RUE JEAN-LAMOUR 11

1878

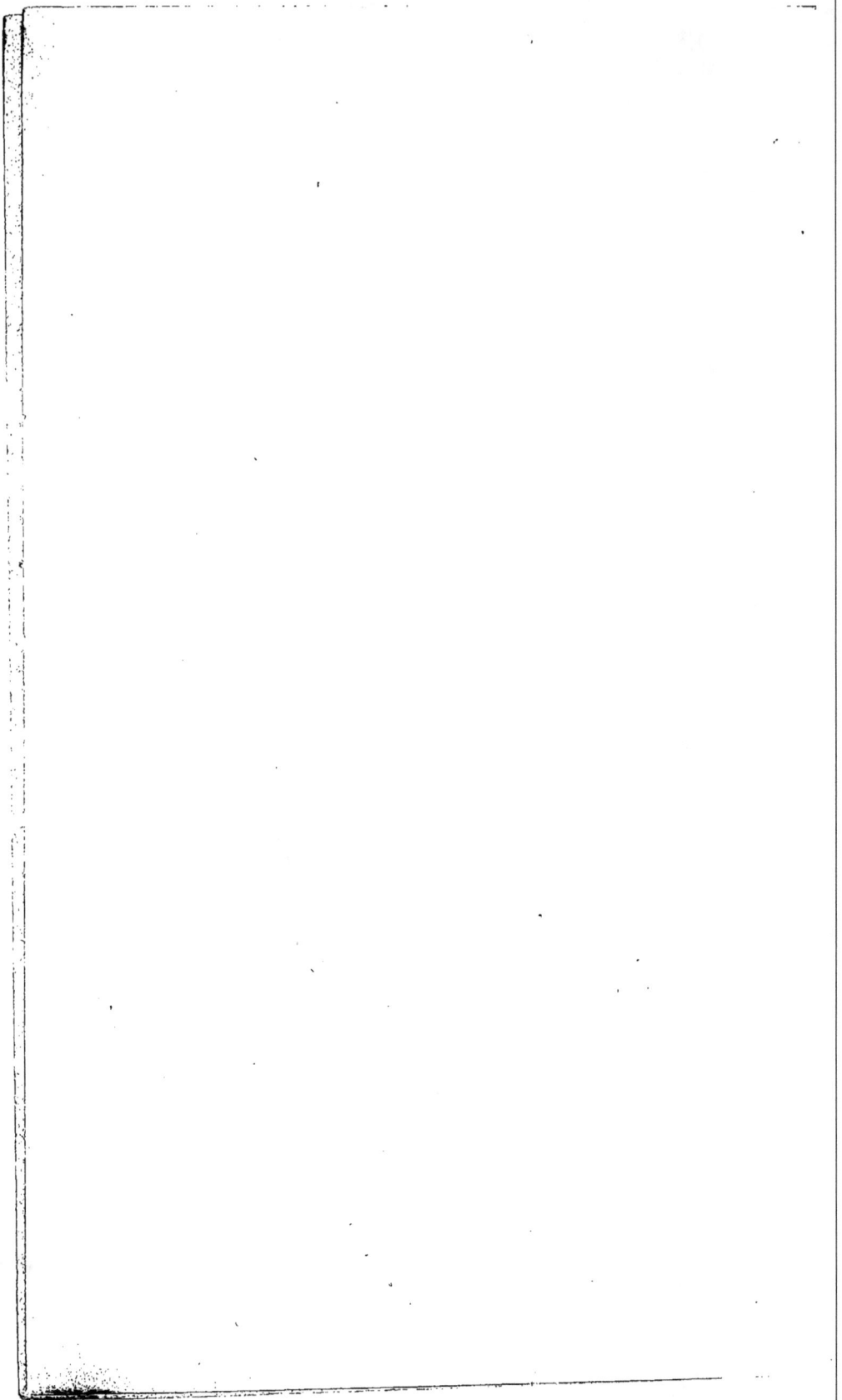

ÉTUDE ANATOMIQUE

MONSTRE ANENCÉPHALE

(PSEUDENCÉPHALIEN DE G. SAINT-HILAIRE)

AVEC DIVISION COMPLÈTE DE LA COLONNE VERTÉBRALE,
ABSENCE DE LA MOELLE ÉPINIÈRE, EXSTROPHIE DE L'ESTOMAC,
EXSTROPHIE DE LA VESSIE, UTÉRUS ET VAGIN BIFIDES,
AORTE DOUBLE, ANOMALIES MULTIPLES.

Par M. MOREL

PROFESSEUR A LA FACULTÉ DE MÉDECINE DE NANCY

RÉDIGÉE

Par M. F. GROSS

AGRÉGÉ A LA FACULTÉ DE MÉDECINE, ANCIEN SECRÉTAIRE DE LA SOCIÉTÉ DES SCIENCES DE NANCY

Le monstre que nous allons décrire fut apporté à la Faculté de médecine de Nancy par Mme Noel, sage-femme à Malzéville. Le même jour, M. le professeur Tourdes en donna une description sommaire à son cours de médecine légale. Après une dissection minutieuse, M. Morel le présenta à la Société des sciences, dans sa séance du 6 juin 1874.

Renseignements relatifs à la grossesse et à l'accouchement. — Ces renseignements ont été recueillis par M. Tourdes, à l'obligeance duquel nous les devons.

« La fille N..., âgée de 21 ans, brodeuse, était enceinte pour la première fois; elle est de petite taille, boite un peu; le rachis est légèrement déformé, le bassin est large.

« Il n'y a pas de difformité connue dans la famille, et le père présumé de l'enfant est un jeune homme bien constitué.

« La grossesse n'a rien offert de particulier; elle n'a pas été pénible, elle s'est passée sans accidents ; la famille est pauvre, mais à l'abri de grandes privations. Les mouvements de l'enfant ont été sentis d'assez bonne heure. La grossesse n'était pas à terme, lorsque, dans les premiers jours de février, la fille N..., étant au marché, reçut, dit-elle, un coup sur le ventre. A dater de ce moment, elle éprouva des douleurs et elle ne sentit plus les mouvements de l'enfant.

« Huit jours après, le travail commença ; les douleurs préparantes se prolongèrent pendant cinq jours environ. La sage-femme Noel, ayant été appelée, pratiqua le toucher et eut des doutes sur la position ; elle crut cependant reconnaître la face. Les fortes douleurs durèrent vingt-quatre heures, sans être excessives. La sage-femme fut appelée de nouveau au dernier moment, le 26 février 1874. Arrivant en toute hâte, elle trouva l'accouchement terminé. L'enfant venait de naître, mais il n'était pas encore séparé de la mère ; il ne donnait aucun signe de vie, il était rouge et l'épiderme se détachait en plusieurs endroits. Il n'était pas à terme : on constata aussitôt une difformité de la tête. »

I. — ASPECT EXTÉRIEUR. (Pl. I et II.)

Le monstre, du *poids* de 1,020 grammes, mesure 25 centimètres et demi de longueur ; du sommet à l'ombilic, il y a 145 millimètres ; de l'ombilic au talon, 110 millimètres.

La *peau* est rosée et recouverte d'un enduit sébacé.

La *face* est dirigée vers en haut ; elle est écrasée et rappelle, par son aspect général, une tête de batracien. Il n'y a pas de front. La peau du front cesse à 10 millimètres au-dessus du sourcil.

Les *yeux*, volumineux, saillants, sont entr'ouverts et distants l'un de l'autre de 15 millimètres.

Le *nez*, écrasé, occupe le point le plus supérieur du corps. (Pl. I.)

La *bouche*, entr'ouverte, ne présente pas d'anomalie et laisse voir la langue, qui est bien conformée.

Les *oreilles* sont volumineuses.

Au sommet du crâne existe une large ouverture que remplit une tumeur.

Les diamètres de la tête sont :

Du menton au front. . . . . 55 millim.
De l'angle externe d'une orbite à l'autre. . . . 50 —
Du menton à la nuque. . . . . 55 —
Diamètre temporal. . . . . 60 —

Immédiatement au-dessous du menton naît le *tronc*, qui resserré à sa partie supérieure, donne attache à des *membres supérieurs* bien conformés. La longueur du membre supérieur jusqu'à l'extrémité du médius est de 170 millimètres; celle du bras est de 65 millimètres; la main mesure 40 millimètres de longueur. Les ongles sont formés.

La largeur des épaules est de 85 millimètres, le diamètre sterno-vertébral de 50 millimètres.

La partie antérieure du tronc ne présente rien d'anormal jusqu'au niveau de l'ombilic. Celui-ci est très-bas et donne insertion à un *cordon ombilical* gros et épais, mesurant 120 millimètres de longueur.

La région sous-ombilicale présente une tumeur saillante, molle, rougeâtre.

Il n'y a point de hernies.

Le dos (pl. II) présente des particularités très-remarquables. A un centimètre au-dessous de la limite inférieure de la tumeur crânienne, se rencontre une autre tumeur sous forme d'un champignon étalé dans le sens transversal et que nous examinerons en détail plus loin.

Les extrémités postérieures, bien conformées, mesurent 130 millimètres depuis le pli de l'aine jusqu'au talon. La longueur de la cuisse est de 65 millimètres; celle de la face plantaire de 60 millimètres.

II. — Squelette.

Une poche vide, membraniforme, plissée et affaissée sur elle-même, tient la place de la *boîte crânienne* et représente les *méninges*. Cette poche communique avec l'extérieur par deux orifices situés de chaque côté de la ligne médiane et par lesquels son contenu a dû se vider. Le diamètre transversal de la poche mesure

40 millimètres, le vertical 20 millimètres. Le diamètre de l'orifice du côté droit mesure 10 millimètres, celui du côté gauche 15 millimètres. Les parois de la poche sont lisses à la surface externe, inégales et très-éraillées à la surface interne. Elles sont constituées dans toute leur épaisseur par un tissu conjonctif embryonnaire renfermant une quantité considérable de vaisseaux gorgés de sang. Les deux surfaces sont dépourvues d'épithélium. Il n'y a pas trace de tissu nerveux dans l'intérieur de la poche.

Si l'on recherche les différentes parties du squelette, on s'aperçoit que certaines d'entre elles manquent. La partie écailleuse de l'*occipital* fait défaut; le *pariétal* manque à peu près en totalité. Il est représenté par une apophyse costiforme attenant au temporal, surmontant cet os et mesurant 30 millimètres de longueur et 8 millimètres de largeur à sa partie moyenne; il est plus large en arrière qu'en avant. L'écaille du *temporal* est renversée en bas et en dehors. Du *frontal* il ne reste que la partie horizontale ou orbitaire, qui est aplatie; le développement de la voûte de l'orbite est incomplet. La *base du crâne* existe; le trou occipital, l'apophyse basilaire, le trou déchiré postérieur sont reconnaissables.

La *colonne vertébrale*, depuis la base du crâne jusqu'à son extrémité inférieure, est divisée dans toute son épaisseur en deux parties égales, symétriques, complètement séparées l'une de l'autre. Les corps vertébraux sont divisés en même temps que les arcs; il ne s'agit donc pas d'un *spina bifida*.

Les deux parties de la colonne vertébrale ne sont réunies qu'à leurs extrémités, où se trouve, en haut comme en bas, un ligament transversal très-court, mais très-fort. Le ligament inférieur réunit les deux masses latérales du sacrum, qui s'inclinent en bas et en dedans.

Les ligaments supérieur et inférieur et les deux parties de la colonne vertébrale circonscrivent ainsi une ouverture ovalaire de 30 centimètres de hauteur sur 26 centimètres de largeur.

Les *côtes* et le *sternum* sont bien développés.

Les *os iliaques* sont bien formés, mais au lieu d'être articulés entre eux par la symphyse pubienne, ils présentent en avant un écartement de 45 millimètres ; on ne constate pas de bande ligamenteuse entre ces os.

Le diamètre bi-iliaque (d'une épine antéro-supérieure à l'autre) est de 85 millimètres.

Le squelette des membres thoraciques et abdominaux est parfaitement développé.

III. — ORGANES GÉNITO-URINAIRES (1).

Au-dessous du cordon ombilical, il existe une saillie membraniforme, large de 30 millimètres, longue de 10 millimètres, qui forme une sorte de sac herniaire descendant entre les cuisses et ressemblant de prime abord au scrotum (pl. I). En ouvrant l'abdomen, on constate que la tumeur est une poche herniaire dans laquelle s'engagent la moitié antérieure du lobe carré du foie, le fond de la vésicule biliaire et la partie correspondante du rebord droit du sillon où repose cet organe.

Un examen plus attentif fait voir que la surface extérieure de cette tumeur a plutôt l'aspect d'une muqueuse que de la peau; puis à sa limite on aperçoit une ligne de jonction légèrement saillante entre elle et les parois abdominales.

Après avoir extrait le foie de la poche, et en la réclinant en haut sur les parois abdominales, on voit (pl. III), tout près de sa limite inférieure et de chaque côté de la ligne médiane, une fente de 2 millimètres de longueur, légèrement inclinée de haut en bas et de dehors en dedans. Ces deux orifices, qui sont distants l'un de l'autre de 8 millimètres, sont ceux des deux *uretères*. (Pl. III, 2.)

Afin de bien se rendre compte de la nature de la poche herniaire du foie, M. Morel en a examiné la structure intime. Dans toute l'étendue de la surface abdominale de cette poche on trouve une lame épaisse et continue, constituée par des *fibres musculaires lisses*, comme dans la vessie; et immédiatement en dehors de la jonction de cette membrane avec les parois abdominales se constatent les fibres striées de ces parois.

L'anomalie à laquelle nous avons affaire est donc une *exstrophie de la vessie*. Du reste, lorsqu'on refoule dans l'abdomen cette poche herniaire, elle figure parfaitement la vessie, et les uretères reprennent la position qu'ils occupent sur un sujet normal.

(1) Ces organes ont déjà été décrits dans : A. HERRGOTT, *De l'Exstrophie vésicale dans le sexe féminin.* Thèse inaugurale. Nancy, 1874, p. 54.

La poche vésicale vidée et réclinée sur la paroi abdominale, on remarque, à 6 millimètres plus en arrière et au-dessous de l'orifice des uretères, également de chaque côté de la ligne médiane, deux nouveaux orifices, beaucoup plus larges que les précédents, séparés par une cloison fort mince, déviée à gauche et faisant saillie à l'extérieur : ce sont les orifices de *deux vagins*. (Pl. III, 3.)

En arrière de chacune des ouvertures vaginales et un peu vers le côté externe, se trouvent deux petits orifices que M. Morel pense devoir être l'*orifice du canal excréteur des glandes de Bartholin.*

Immédiatement derrière la cloison vaginale, et par conséquent sur la ligne médiane, se trouve un petit infundibulum qui aboutit à un pertuis mesurant à peine 1 millimètre de diamètre : c'est l'*orifice anal.* (Pl. III, 6.)

Enfin au-dessous de ces parties et encore de chaque côté de la ligne médiane, on aperçoit un pli assez saillant, long de 1 centimètre, ridé à sa surface, et ayant l'aspect d'un pli muqueux ; ce sont les *petites lèvres.* (Pl. III, 4.)

Plus en dehors, un léger relief de la peau figure les rudiments des *grandes lèvres.* (Pl. III, 5.) D'après la position de ces plis, on voit que l'orifice anal se trouve situé sur le champ de la vulve.

Il n'existe pas trace de clitoris.

Le *vagin* est divisé dans toute sa longueur par une cloison (pl. V, fig. 4, 1) légèrement inclinée à gauche. Les deux vagins (pl. IV, 3) ainsi formés sont perméables et très-distendus, surtout celui de droite, par une substance blanchâtre homogène, composée exclusivement de débris épithéliaux. Ils conduisent à deux *cols* unis sur la ligne médiane (pl. V, fig. 4, 2), et tenant à un *utérus bicorne* dont les cornes correspondent à toute la longueur du corps et sont complétement séparées (pl. IV, 4, et pl. V, fig. 4, 5 et 6) ; celles-ci sont dirigées transversalement en dehors, et de leur extrémité externe se détachent, dans l'ordre habituel, le ligament rond, la trompe et l'ovaire.

Les *reins* (pl. IV) sont à leur place normale, bien développés, possédant chacun une *capsule surrénale.* Les *uretères* (pl. IV, 2, 2), sinueux, sans toutefois présenter de dilatation, vont s'ouvrir à la partie inférieure de la paroi postérieure de la vessie, en passant les deux sous les annexes utérines et le ligament rond, et l'uretère gauche sur l'artère ombilicale.

IV. — Appareil digestif.

L'appareil digestif ne présente rien de particulier dans sa partie supérieure, mais plus bas il offre une anomalie des plus remarquables et en même temps des plus rares, peut-être est-elle unique.

En introduisant un stylet par la bouche dans l'œsophage, on est très-surpris de voir le stylet sortir par un *orifice infundibuliforme* assez large, s'ouvrant sur la surface de la membrane qui ferme l'espace compris entre les deux moitiés de la colonne vertébrale. Cette membrane offre, du reste, tous les caractères d'une muqueuse, et il n'y a pas de doute, elle est la *muqueuse stomacale*. (Pl. II.)

Vers sa limite inférieure, on trouve un second orifice étroit, circulaire, à rebord légèrement saillant, simulant une petite valvule; cet orifice conduit dans l'*intestin grêle*. Nous avons donc sous les yeux un exemple d'*exstrophie de l'estomac*.

L'estomac exstrophié forme une sorte de champignon étalé dans le sens transversal et empiétant un peu plus sur le côté gauche que sur le côté droit. Sa largeur mesure 45 millimètres, sa hauteur 28 millimètres. Son pourtour se continue avec la peau, à laquelle il est intimement uni.

L'exstrophie de l'estomac ne peut s'expliquer, d'après le mode de développement de cet organe, qu'en supposant que, à un moment donné, l'estomac a dû faire hernie dans le dos à travers l'ouverture résultant de la division de la colonne vertébrale. La partie herniée s'est atrophiée et a disparu. Une soudure s'est faite entre la partie en contact et le pourtour de l'ouverture correspondante.

Après avoir sectionné la tumeur formée par l'estomac exstrophié, dans sa partie la plus saillante et à gauche, on pénètre dans une poche dont la surface a tout à fait la physionomie d'une séreuse et qui est remplie par un petit organe de forme ovoïde et dont la grosse extrémité est dirigée à gauche. La longueur de cet organe est de 28 millimètres, sa largeur de 17 millimètres et son épaisseur de 13 millimètres.

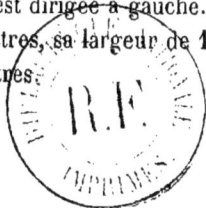

Cet organe est libre de toutes parts, à l'exception de la partie postérieure qui est fixée aux parois de la poche au moyen d'un pédicule aplati, très-court et très-vasculaire. Ce petit corps dont la structure est examinée avec soin, n'est autre que la *rate*, qui fait hernie en refoulant l'estomac en arrière et en le transformant ainsi en sac herniaire.

La structure de la poche qui enveloppe la rate est identique à celle de l'estomac. Celui-ci a donc entraîné la *rate*.

Le *pancréas* se voit dans l'abdomen; il est étalé et accolé aux parois de l'estomac.

Le *foie* (pl. V, fig. 1 et 2) est altéré dans sa forme, toutefois on y reconnaît ses différentes parties principales. La moitié antérieure du lobe carré (pl. V, fig. 1, 1), le fond de la vésicule biliaire et la partie correspondante du rebord droit du sillon de cet organe sont logés dans la poche formée par la vessie exstrophiée. Il existe deux petits lobules de Spigel. (Pl. V, fig. 1 et 2.)

L'*intestin* (pl. 5. fig. 3, 1), bien développé, se termine brusquement par un renflement cylindrique (pl. V, fig. 3, 2) de 20 millimètres de longueur et muni à chacune de ses extrémités d'un appendice vermiculaire. Le premier dirigé en haut et l'autre en bas. (Pl. V, fig. 3, 3 et 4.)

A la suite de cette dilatation, on aperçoit le *gros intestin* (pl. V, fig. 3, 5), qui, à l'inverse de l'état normal, est plus étroit à son origine qu'à sa partie inférieure, et même plus étroit en général que l'intestin grêle. Au niveau de la jonction du renflement avec le gros intestin, on voit une valvule (pl. V, fig. 3, 6) qui rappelle par sa forme celle de l'estomac et qui fait saillie dans le côlon. L'appendice vermiculaire inférieur s'ouvre également dans le gros intestin. La dilatation intestinale ainsi que l'appendice vermiculaire supérieur appartiennent donc à l'intestin grêle.

La partie inférieure du rectum est distendue et remplie par une substance muciforme, de couleur rose sale et dans laquelle on ne rencontre que des débris d'épithélium sans trace de matière colorante de la bile. A cette dilatation succède brusquement un canalicule très-étroit, presque filiforme, qui aboutit à l'orifice anal. Celui-ci s'ouvre à l'extérieur, non pas derrière la vulve, mais dans le champ même de la vulve. (Pl. III, 6.)

V. — Système nerveux

Le *système nerveux central* (*encéphale et moelle épinière*) fait complétement défaut. On ne rencontre aucune trace de tissu nerveux ni dans la poche crânienne, ni dans la gouttière vertébrale.

Le *système nerveux périphérique* existe. Les nerfs des plexus sacré, lombaire, brachial, et les nerfs intercostaux sont parfaitement formés. On peut les suivre dans les trous de conjugaison, où ils se divisent en deux racines distinctes. La racine postérieure porte même son ganglion, dans lequel le microscope a démontré l'existence de tous les éléments constitutifs.

Plus loin, les racines se terminent brusquement par un filament délié de tissu conjonctif qui va se fixer sur la membrane tapissant la face interne de la colonne vertébrale et représentant ce qui reste des méninges rachidiennes.

Le *grand sympathique* existe. Il a été disséqué sur le côté droit du thorax et poursuivi jusque dans la cavité abdominale. La dissection a fait découvrir un petit amas de *cellules nerveuses* (ganglion). Il n'est donc plus permis de douter de l'existence du grand sympathique chez notre sujet.

VI. — Organes des sens.

L'*organe visuel* existe dans toutes les parties essentielles. Tous les muscles du globe oculaire sont bien développés. Leurs attaches sur la sclérotique sont normales. La choroïde est complète et offre une belle couche pigmentée sur sa face interne. L'iris a sa physionomie normale. La membrane pupillaire existe et adhère dans tout son pourtour à l'iris. Seulement elle présente, près de son centre, une déchirure qui occupe à peu près le tiers de l'étendue de cette membrane; celle-ci pourrait être artificielle. La rétine, le corps hyalin et le cristallin sont bien formés. Le globe oculaire et le nerf optique, qui peut être suivi jusque dans la cavité crânienne, sont, comme on sait, des émanations de la cellule cérébrale antérieure. Il est donc permis de supposer que la pseudo-encéphalie n'est pas primitive, car le développement du globe de l'œil, et en particulier de la rétine, prouve que dans les premiers temps de la vie embryonnaire le cerveau a dû exister.

L'*organe auditif* existe, même les osselets de l'ouïe.

L'existence de l'oreille interne fournit une preuve de plus à l'hypothèse d'une pseudo-encéphalie non primitive.

VII. — Système vasculaire.

Le *cœur* (pl. VI, 1) est normalement développé et donne naissance à un *tronc aortique* (pl. VI, 2) se divisant en deux arcs qui se continuent chacun par un vaisseau descendant tout à fait indépendant. De sorte qu'il y a *deux crosses* et *deux aortes*.

A leur origine, les deux crosses sont d'égal volume, mais celle du côté gauche s'élargit brusquement en doublant de volume, près de son extrémité externe, par la jonction avec l'artère pulmonaire ou, autrement dit, le *canal artériel*.

L'*aorte descendante gauche* (pl. VI, 3), de beaucoup la plus volumineuse, après avoir traversé le diaphragme et passé en dedans du rein correspondant, arrive à la partie supérieure de la fosse iliaque et fournit d'abord l'*artère iliaque externe* (pl. VI, 4) qui, arrivée à la cuisse, se continue par l'artère *crurale ;* puis, à 5 millimètres plus loin, elle donne l'*artère iliaque interne,* toutes deux très-grêles ; enfin elle continue son trajet en remontant vers l'ombilic et se termine par une branche énorme aboutissant au cordon ombilical et fermant l'unique *artère ombilicale* qui existe. (Pl. VI, 5.)

L'*aorte descendante droite* (pl. VI, 6) est grêle. Après avoir traversé le diaphragme, elle fournit au rein, comme l'aorte gauche, continue son trajet en bas et en dehors, donne ensuite naissance à l'artère iliaque interne et à l'artère iliaque externe, qui se continue par l'artère crurale, mais elle ne fournit pas d'artère ombilicale. Le cordon est donc formé par deux vaisseaux seulement, *une seule artère* et la veine.

Les deux crosses donnent chacune une *artère carotide primitive* et *une artère sous-clavière.*

VIII. — Appareil respiratoire.

La *cavité thoracique* est envahie en haut par le *thymus* et le corps *thyroïde*. En bas, le diaphragme forme une voûte très-saillante. Aussi les *poumons* sont-ils moins développés que d'habitude; de plus, on remarque que c'est le poumon gauche qui est trilobé.

EXPLICATION DES FIGURES.

Pl. V. — *Fig. 2. Foie, face supérieure.*

Fig. 3. Jonction de l'intestin grêle et du gros intestin.

1   Intestin grêle.

2   Son renflement cylindrique terminal.

3 et 4 Appendices vermiculaires.

5   Gros intestin.

6   Valvule indiquée en pointillé.

Fig. 4. Organes génitaux internes.

1   Cloison médiane du vagin.

2   Vagin.

3   Orifice du col droit.

4, 5 Corps utérins.

Pl. VI. — Système vasculaire.

1   Cœur.

2   Tronc aortique.

3   Aorte descendante gauche.

4   Artère iliaque externe gauche.

5   Artère ombilicale.

6   Aorte descendante droite.

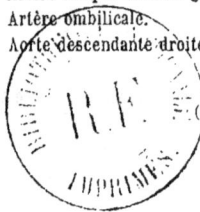

(Extrait de la *Revue médicale de l'Est.*)

Nancy, imp. Berger-Levrault et Cie.

Pl. I.

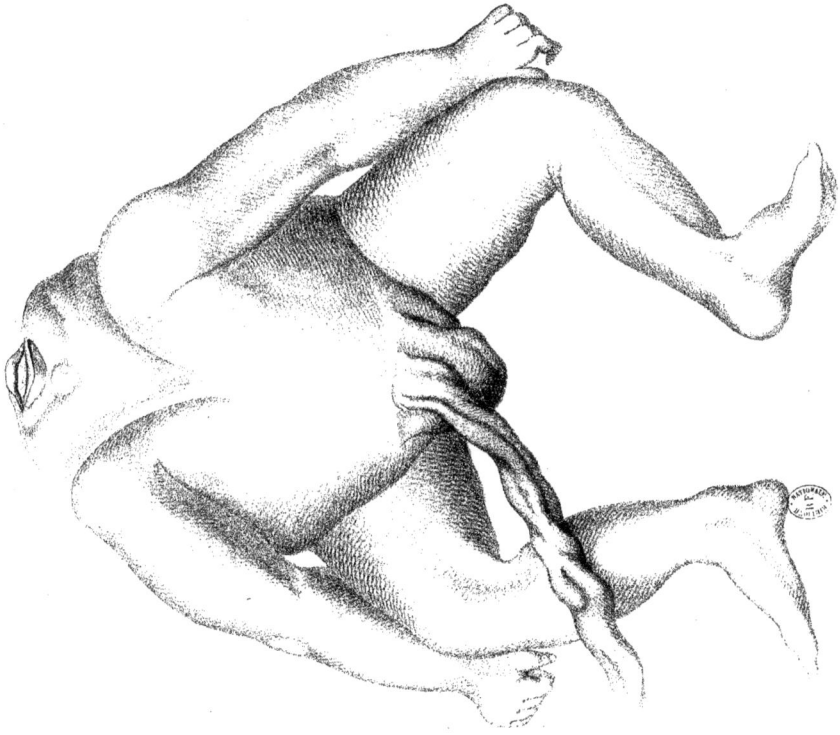

G. Morel-Lavallée del ad natur del.

Nancy imh Berger-Levrault et Cie.

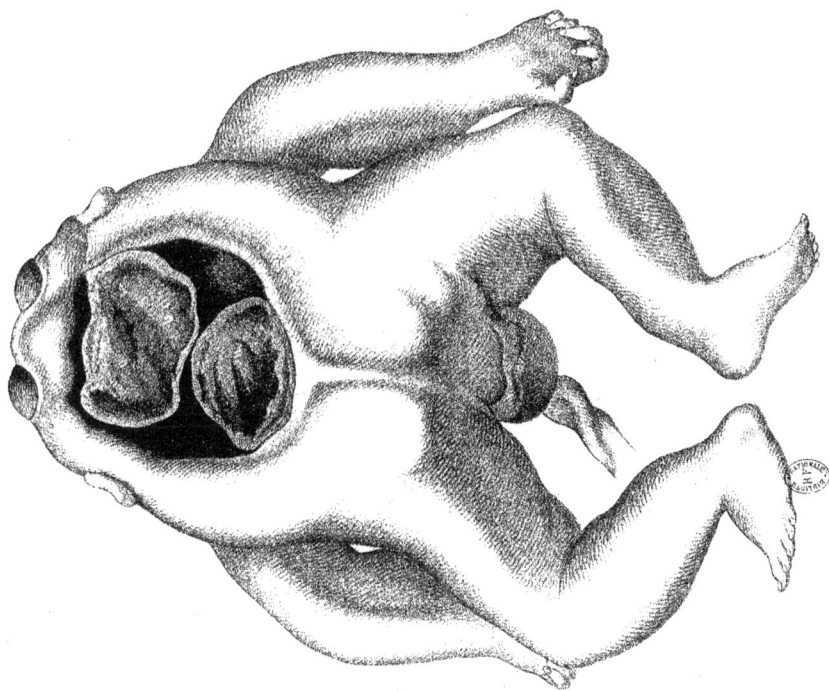

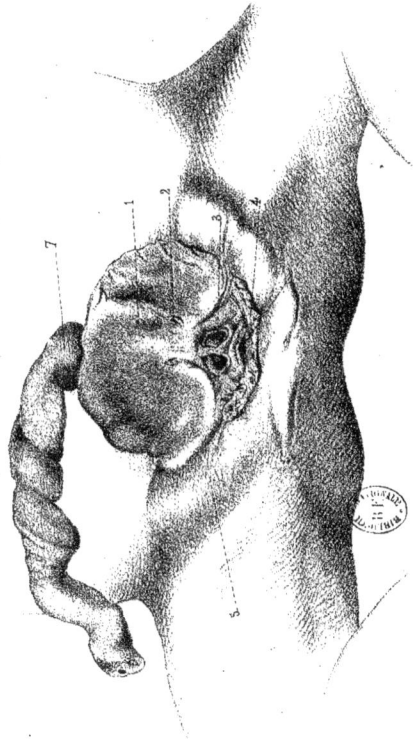

C. Morel prép. — Didier ad natur del.

Nancy Lith Berger-Levrault et Cie

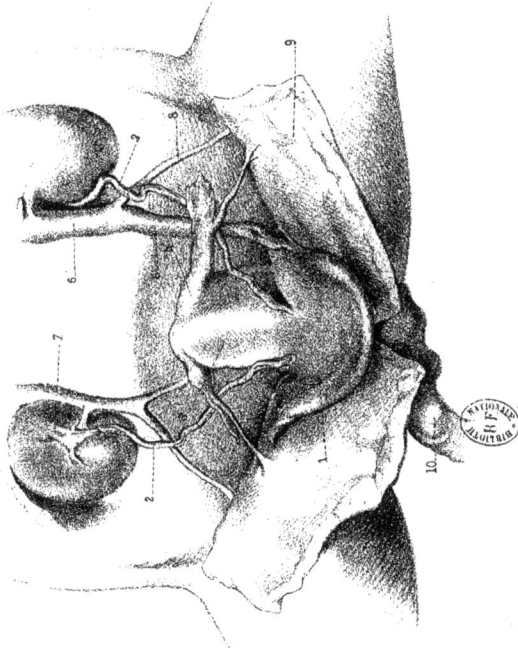

G.Nicel prép — Didier ad natur del.

Nancy.Lith.Berger-Levrault et Cie

PL.V.

Fig 2

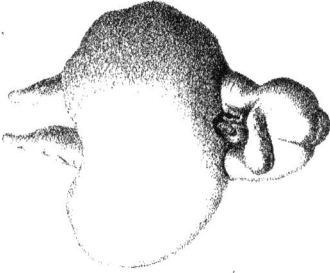

Fig 1

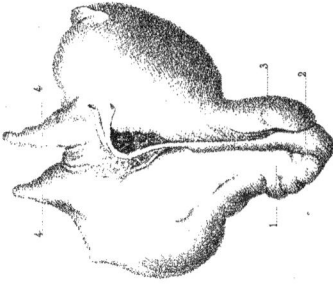

Fig 4.

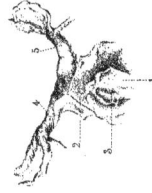

Fig 3

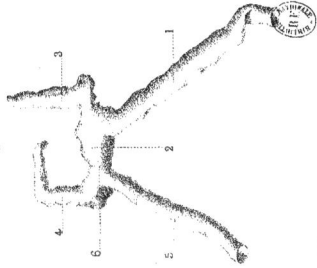

Nancy, lith. Berger-Levrault & Cⁱᵉ

PL. VI.

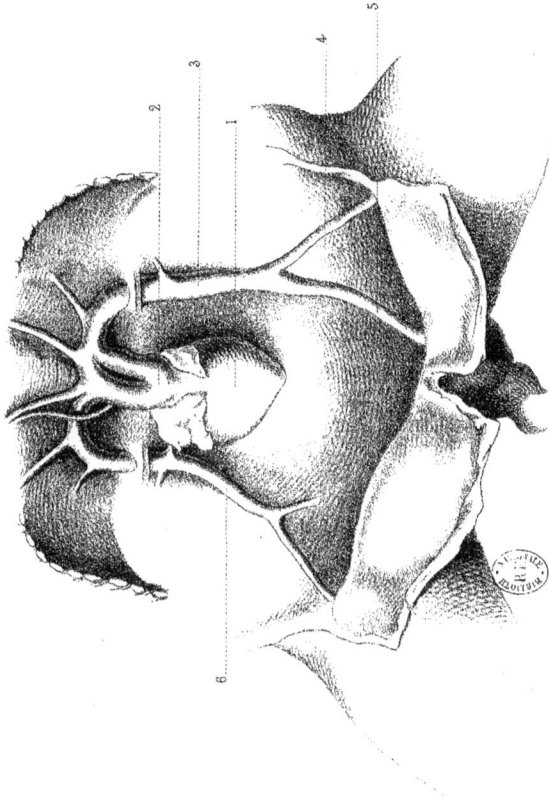

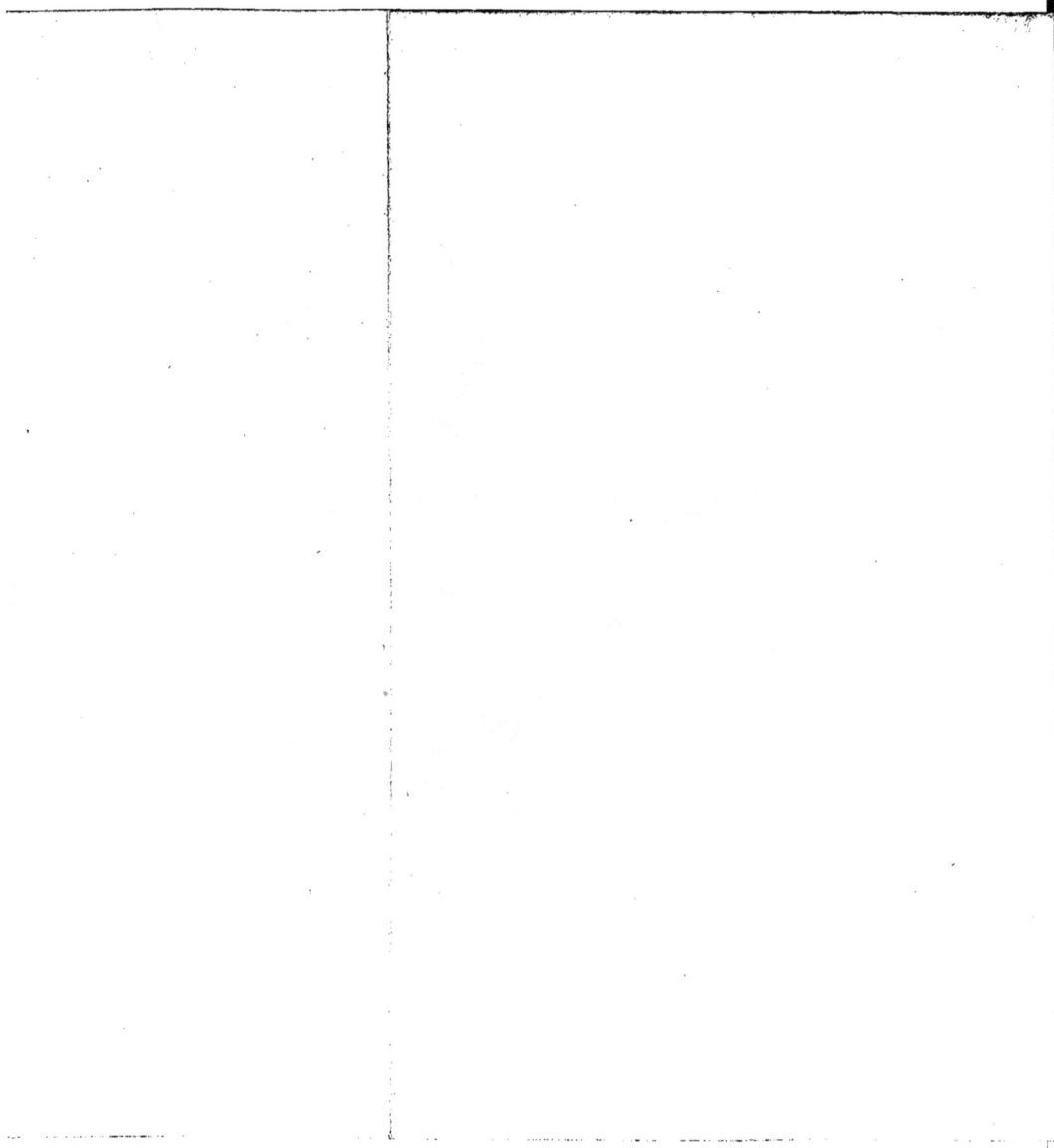

www.ingramcontent.com/pod-product-compliance
Lightning Source LLC
Chambersburg PA
CBHW060514200326
41520CB00017B/5030